GUIDE-MÉDICAL

POUR L'EMPLOI

DES SPECIALITÉS PHARMACEUTIQUES

DES MÉDICAMENTS NOUVEAUX

ET DES EAUX MINÉRALES

PAR

Le Docteur **MEYNERS D'ESTREY**

(Les produits indiqués dans ce Guide se trouvent dans les principales pharmacies.)

PREMIÈRE ÉDITION

PARIS

L. GAUTIER

6, PLACE SAINT-MICHEL, 6

1889

AVIS IMPORTANT

A MM. les Pharmaciens spécialistes et directeurs d'établissements thermaux.

MESSIEURS,

Le Dr Meyners d'Estrey me charge de vous adresser ce spécimen de la 1re édition de son *Guide-Médical pour l'emploi des spécialités pharmaceutiques, des médicaments nouveaux et des Eaux minérales*, qui sera offert gratuitement aux médecins en France et à l'étranger.

Le tirage définitif de cette première édition devant se faire prochainement, je viens vous prier de m'envoyer au plus tôt une petite note, — comme celles que vous trouverez dans ce spécimen, —pour chacune de vos spécialités ou pour vos eaux minérales, dont les insertions ne vous seront comptées qu'à raison de deux francs la ligne ou partie de ligne, payables à la justification. Vous pourrez au besoin vous borner à l'insertion pure et simple des noms de vos produits ou de vos eaux minérales, ce qui n'entraînera pour vous qu'une très petite dépense comparée aux avantages, car au moyen du classement thérapeutique de notre *Guide-Medical* le praticien se rappellera constamment des produits qu'il pourra prescrire à ses malades selon les cas qui se présenteront.

Si une ou plusieurs de vos spécialités se trouvent déjà indiquées dans cette édition spécimen, veuillez me dire si vous acceptez les conditions de l'insertion définitive et si vous approuvez la rédaction telle qu'elle est faite par nous ou nous en donner une autre à votre convenance.

Outre ces insertions dans le texte, pour lesquelles vous pourrez vous étendre autant qu'il vous plaira, nous acceptons également des annonces ou des clichés, destinés à être placés à la fin du petit volume Ces annonces coûteront : 30 fr. la page ou 20 fr. la demi-page. Elles pourront être indiquées par un renvoi à la suite des insertions dans le texte.

Attendant votre adhésion le plus tôt possible, j'ai l'honneur de vous présenter mes salutations empressées.

L. GAUTIER,

6, place Saint-Michel,

PARIS.

GUIDE-MÉDICAL

GUIDE-MÉDICAL

POUR L'EMPLOI

DES SPÉCIALITÉS PHARMACEUTIQUES

DES MÉDICAMENTS NOUVEAUX

ET DES EAUX MINÉRALES

PAR

Le Docteur **MEYNERS D'ESTREY**

(*Les produits indiqués dans ce Guide se trouvent dans les principales pharmacies.*)

PREMIERE EDITION

PARIS

L. GAUTIER

6, PLACE SAINT-MICHEL, 6

1889

TABLE DES MATIÈRES

MÉMORIAL THÉRAPEUTIQUE

EAUX MINÉRALES

MÉMORIAL THÉRAPEUTIQUE

TONIQUES, RECONSTITUANTS, STIMULANTS, APÉRITIFS.

Anémie, Chlorose, Croissance, Rachitisme, Maladies des os, Cachexie, Gastralgies, Dyspepsies.

Fer Hubault en cachets de 40 centigr de phosphate ferro-calcaire ramène l'appétit au bout de trois jours de traitement et ne produit aucune constipation.

Digestif Hubault —Pepsine 0,25 gr ; Pancréatine 0,10 gr ; Diastase 0,05 gr.; Cannelle 0,20 gr ; Quinquina 0,20 gr. En cachets.

Vin toni-réparateur Hubault. Kina et Grenache

Poudre de viande de Trouette-Perret. Diastasée et phosphatée, sans mauvaise odeur, sans mauvais goût très bien tolerée par les malades et d'assimilation très facile.

Vin glyco-phosphaté de Langlebert à base de glycérine et de phosphate de chaux solubles ; le meilleur succédané de l'huile de foie de morue.

Sel de Gabus azoté de Langlebert, pour bains fortifiants.

Hémoglobine de Deschiens, préparée par Adrian, contre la chlorose, l'anémie et les maladies liées aux altérations du sang *Fer physiologique, possedant la faculté de prendre et de rendre l'oxygene* —Expérimenté avec succès dans les hôpitaux de Paris. — *Sirop* : une cuillerée à soupe avant ou après le repas; quatre cuillerées par jour dans les cas graves. *Vin:* un verre à madère à la fin du repas. — *Dragees* : 3 à 6 au commencement du repas.

Hémopulvine de Georges Mosnier. — Poudre alimentaire de sang de bœuf desséché, préparée d'après les travaux de Paul Bert et Paul Régnard, sans odeur ni saveur. Dose : 2 à 4 cuillerées à cafe par jour, à sec ou délayée dans l'eau, le vin, le potage, le chocolat, etc.

Huile de foie de morue de Norwège à l'iode-eucalyptol de E. Varenne. Dose : 2 à 4 cuillerées à soupe par jour pour un adulte. Chaque cuillerée contient exactement 0,01 gr. d'iode et 0,20 gr. d'eucalyptol.

ANTISPASMODIQUES, CALMANTS, NARCOTIQUES, SOPORIFIQUES.

Nevralgies, Insomnies, Douleurs, Rhumatismes, Goutte, Epilepsie, Hysterie, Choree, etc.

Crême de chloral Duchamp à l'ananas, d'une conservation indéfinie; contre asthme, migraine, névralgies, goutte, rhumatisme, coqueluche, insomnie, douleurs, mal de mer. Une cuillerée à café contient un demi-gramme de chloral.

Dragées de salicylate Callmann. — Contre les rhumatismes, les arthrites déformantes, la goutte aiguë ou chronique et les douleurs en général. Dose : 8 dragées par jour, deux heures avant ou après les repas.

Litholéine Regnault. — Onguent et crême.

Pilules de salicylate de lithine de Callmann, contre la gravelle, la goutte aiguë, les maux de reins. Elles amènent bientôt la disparition des sables et graviers charriés par les urines. Dose : 4 à 6 pilules par jour.

Sirop de Boubée, antigoutteux et antirhumatismal, sudorifique, diurétique, stimulant, dépuratif, antispasmodique. Dose : 2 à 4 cuillerées à bouche par jour.

Vin Duflot, contre la goutte, le rhumatisme et les maladies arthritiques; agit comme diurétique, fondant et résolutif et est absolument inoffensif. Il est composé de vin de Bordeaux vieux, scille blanche, iodure de potassium, teinture d'iode. On peut en prendre au besoin un verre à vin toutes les heures.

Sirop Callmann, *au bromure de sodium et ecorces d'oranges ameres*. Contre les maladies nerveuses, étourdissements, irritabilité exagérée, convulsions, crises, vertiges, tic, migraines, névroses, vapeurs, insomnies, hystérie, éblouissements, affaiblissements de la mémoire, incertitude dans la marche et tous les symptômes ayant pour cause l'état maladif du cerveau. Ce sirop contient exactement par cuillerée 2 grammes de bromure de sodium. On en prend une cuillerée à soupe le matin et une a deux cuillerées le soir. Pour les enfants de 5 à 15 ans, une cuillerée à café.

ANTIPHLOGISTIQUES

Capsules Pâquet à la résine de copahu pure, privée d'huile volatile; expérimentées dans les hôpitaux; possède toutes les proprietés curatives du copahu sans en avoir les désagréments et inconvénients.

***Poudre antiphlogistique Pâquet**, pour le traitement de la période aigue de la blennorrhagie, préalablement à l'emploi des capsules de copahu.

ANTISEPTIQUES, DÉSINFECTANTS.

Antiseptiques injectables à la vaseline liquide médicinale, du Dr Albin Meunier, traitement des maladies infectieuses, sans crainte de douleur ni de réaction. Dépôt principal à la Pharmacie Vicario, 13, Boulevard Haussmann.

Capsules molles antiseptiques du Dr Albin Meunier, dosées à 50 centigr. des diverses substances, très facilement digérées, n'irritant pas le tube gastro-intestinal, à l'usage des personnes ne voulant pas se soumettre aux injections antiseptiques et à donner aux malades le jour ou le docteur ne fait pas l'injection. Dose : une ou deux capsules au commencement de chaque repas.

Coaltar saponiné Le Beuf, désinfectant, antiseptique, nullement caustique, cicatrisant les plaies. Topique simple et puissant.

Produits antiseptiques d'après la méthode du docteur Lister, préparés par A. Beslier, 13, rue de Sévigné.

Savon antiseptique au goudron boraté, préparé par J. Lieutaud aîné, de Marseille.

MALADIES PULMONAIRES.

Phthisie, Rhumes, Catarrhes, Asthme, Bronchite, Toux, Coqueluche, etc.

Créosote du hêtre du docteur G. Fournier, contre la phthisie pulmonaire et les affections tuberculeuses et catarrhales des voies respiratoires. En capsules, dose : 4 au début avant les repas ; du vin et de l'huile, au début une cuillerée avant chaque repas Pour les capsules, spécifier si l'on veut des capsules à 0,02 ou à 0,05.

Dragées Luc, calmantes, iodoformo créosotées pour le traitement de la phthisie pulmonaire et des maladies de la poitrine et des bronches. Ces dragées contiennent : créosote de goudron de hêtre 30 milligr. ; iodoforme 5 milligr. ; extrait thébaïque 5 milligr. ; substances balsamiques (térébenthine, tolu, etc.) Q S. Dose : 5 à 10 par jour, avant les repas.

Globules du Dr Korab, à l'essence d'aunée (0,001) et l'hélénine de Korab, expérimentées avec succès dans les hôpitaux de Paris contre les maladies pulmonaires. Dose : 2, 3 ou 4 globules par jour entre les repas.

Sirop du Dr Korab contre la coqueluche. Dose : 4 à 5 cuillerées à café par jour.

Collutoire du Dr Korab dans la dentition, le croup, la dyphtérie, etc. Toucher la gencive avec un pinceau.

Ampoule, Boissy pour inhalations à l'iodure d'éthyle dans le traitement de l'asthme, et au nitrite d'amyle dans les angines de poitrine, etc. Boissy, 2, Place Vendôme.

Looch blanc du Codex préparé instantanément avec la *poudre amygdaline de Roche*. Se conserve indéfiniment. Préparé par E Brémont, 23, rue de Poitou.

Papier et cigares Gicquel ; nitre, stramonium, belladone, digitale, lobélie, phellandrie. Contre l'asthme, l'emphysème pulmonaire, le catarrhe, la dyspnie.

Gouttes livoniennes de Trouette-Perret,

en capsules contenant : créosote de hêtre 0,05, goudron 0,075, baume de Tolu 0,05. Dose : de 2 à 4 capsules à chaque repas. Contre la toux, la bronchite et les affections de poitrine.

Sirop et Pâte de Berthé, à la codéine très pure. Chaque cuillerée contient 15 milligr. de codéine et chaque morceau de pâte 1 milligr. Préparés par la maison Clin et Cie.

ALIMENTATION DES ENFANTS.

Farine lactée Nestlé. Cet aliment à base de bon lait est excellent pour les enfants en bas âge ; il supplée à l'insuffisance du lait maternel et facilite le sevrage. Pour les adultes, convalescents ou valétudinaires, il constitue une nourriture à la fois légère et substantielle.

Lactamyle. — Aliment lacto-farineux soluble, préparée avec du lait suisse, pour les enfants et les personnes débiles. Aisément digestible et assimilable. Contient tous les éléments propres à la formation des muscles et des os et à l'enrichissement du liquide sanguin.

Gruau Croutelle, farine de froment phosphatée et préparée par un procédé de fermentation spécial. Une cuillerée à bouche dans un verre de lait pur ou coupé d'eau.

PURGATIFS, LAXATIFS.

Sel Mercier. — Sulfate de soude pur et glycyrrhizine, principe sucré de la racine de réglisse masquant entièrement le goût salin. Dose purgative : 1 à 2 cuillerées à bouche dans un ou deux verres d'eau. Dose laxative : 1 à 2 cuillerées à café dans 1/2 ou un verre d'eau.

Pilules végétales Callmann — *Contre la constipation ;* purgatives, dépuratives, laxatives. Ces pilules, composées d'extraits de suc de plantes amères dépuratives et rafraîchissantes, unies au sel végétal tiré du vin blanc, sont préférables aux eaux minérales, qui constipent après leur emploi. On les prend en mangeant, de 2 à 6 par jour. On peut s'en servir pendant des années.

Grains de santé du Dr Franck.

Suppositoires Kugler à la glycérine dans le traitement de constipation chronique, due à l'atonie du gros intestin.

RÉVULSIFS, DÉRIVATIFS.

Vésicants, Emplâtres, Sinapismes.

Vésicatoire rose de A. Beslier au cantharidate de soude, beaucoup plus actif que les vésicatoires ordinaires, produisant un effet prompt.

Sinapisme Rigollot.

DÉPURATIFS, ALTÉRANTS.

Vin iodé de Moride, contenant très exactement un gramme d'iode par litre, correspondant à douze grammes de teinture d'iode du Codex. Il peut être pris avec avantage et sans inconvénient aucun par les enfants comme par les adultes. Il est d'un fort bon goût, d'une digestion facile et remplace l'huile de foie de morue.

Pilules dépuratives Callmann. — (*Salsepareille et iodure de potassium*). Contre les altérations du sang et les humeurs invétérées pour fondre les engorgements, les glandes, les humeurs froides, les tumeurs et guérir les maladies de la peau. Elles se prennent en mangeant, ne changent en rien les habitudes journalières et sont supportées par les personnes délicates; 3 à 4 pilules le matin et autant le soir.

ANTIHYDROPIQUES.

Vin antihydropique du Dr Bouyer contre l'ascite, l'anasarque, le gonflement des jambes, les hydropisies enkystées des ovaires, etc.

ANTIDIABÉTIQUES.

Pain de Soya pour diabétiques de Lecerf. Fabriqué avec les graines du *Dolichos-Soya*, plante alimentaire par excellence que les Japonais ont surnommée *Mami*, riche en matières protéiques et pauvre en amidon et en sucre.

Vin urané de Pesqui.

AFFECTIONS DE LA GORGE ET DE LA BOUCHE.

Pastilles Mille au chlorate de potasse comprimé sans sucre ni mucilage. Contre les diverses affections de la bouche et de la gorge, aphtes, muguet, salivation, ulcerations. angine, irritations bronchite, diphtérie, croup, stomatite, extinction de voix, etc. Elles contiennent exactement 0,30 gr. de sel chimiquement pur, tandis que les pastilles ordinaires n'en contiennent que 0,05 gr. Dose : 1 ou 2 toutes les deux heures.

MALADIES DE LA PEAU.

Baume végétal Callmann. — *Glycéré de tannin* (Codex) *au goudron scandinave.* Contre les maladies de la peau les plus invétérées, les dartres, eczémas, éruptions herpétiques, rougeurs, démangeaisons, pityriasis, pellicules du cuir chevelu, ulcères variqueux, acné, couperose, hémorrhoïdes, crevasses et gerçures du sein, impétigo. Il faut en laisser toujours une couche épaisse sur la peau et se laver de temps en temps à l'eau tiède et au savon. Il est totalement inoffensif et peut s'employer même sur les lèvres.

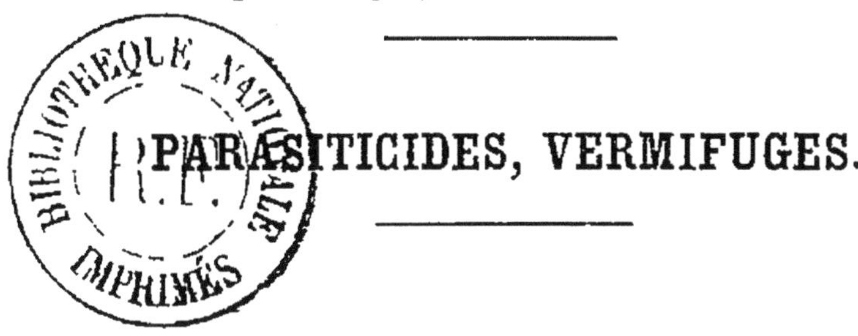

PARASITICIDES, VERMIFUGES.

HÉMOSTATIQUES ET EMMÉNAGOGUES.

Dragées d'ergotine de Bonjean. — Pour faciliter le travail de l'accouchement, arrêter les hémorrhagies, crachements et pertes de sang; contre les dyssenteries et diarrhées chroniques et aussi pour combattre la phthisie pulmonaire et surtout enrayer sa marche

ANESTHÉSIQUES.

Pastilles de cocaïne Midy chloroboratée, exactement dosées à 0,002 gr. chlorhydrate de cocaine; 0,05 gr. biborate de soude; 0,05 gr chlorate de potasse Contre affections de la bouche, de la gorge et du larynx, pharyngites et laryngites aigues ou chroniques, granulations, angines, amygdalites, etc Doses : 10 à 12 pastilles par jour pour les adultes; 4 à 8 pour les enfants selon l'âge.

EAUX MINÉRALES

EAUX MINÉRALES SULFUREUSES.

Maladies cutanées, Affections des voies respiratoires, Scrofules, Rhumatismes.

Aix-en-Savoie — Eau chaude sulfurée en applications externes. Affections rhumatismales, sciatiques. Le massage sous la douche y est très développé

Allevard.

Amélie-les-Bains.

Bagnères-de-Luchon.

Barèges.

Cauterets.

Eaux-Bonnes.

Eaux-Chaudes.

Enghien.

Pierrefonds.

Le Vernet.

Uriage

Challes.

Saint-Boes.

EAUX MINÉRALES CHLORURÉES IODIQUES.

Scrofules, Dermatoses, Névralgies, Rhumatismes, Dyspepsies.

Balaruc. — Eau thermale fortement chargée de sel marin : 7 gr par litre. Action laxative et purgative suivant la dose, utile contre les affections chroniques des voies digestives. En bains et en douches contre les paralysies et les rhumatismes chroniques.

Bourbon-l'Archambault.
Bourbonne-les-Bains.
Salins.

EAUX MINÉRALES BICARBONATÉES IODIQUES.

Goutte, Gravelle, Affections des voies urinaires, Affections du foie, Dermatoses, Diabète, Dyspepsies, Rhumatismes.

Plombières.—Eaux très chaudes, administrées de toutes les manières, en bains, douches externes, douches ascendantes, etc. Affections rhumatismales et état nerveux.

Vals.
Vichy.

EAUX MINÉRALES BICARBONATÉES CALCIQUES.

Gastralgies, Dyspepsies, Voies urinaires.

Mont-Dore. — Eaux contenant des traces d'arsenic Diaphorétique et bronchophorétique. Rhumatisme, catarrhe des bronches et engorgements des poumons.

Pougues.
Royat.
Ustat.

EAUX MINÉRALES SULFATÉES CALCIQUES.

Voies urinaires, Névroses, Rhumatismes.

Bagnères-de-Bigorre. — Eaux légèrement salines à toutes les températures, administrées de toutes les manières dans un pays de montagnes d'une grande salubrité. Affaiblissement simple. Anémie. Etat nerveux.

Contrexéville.

Loches.

Saint-Amand.

Vittel.

EAUX MINÉRALES FERRUGINEUSES.

Bussang. — Eau ferrugineuse acidulée froide.

Forges-les-Eaux. — Eaux ferrugineuses froides.

Orezza. — Eau ferrugineuse froide, gazeuse, acidulée. Etat anémique. Convalescence, désordres des fonctions gastriques et urinaires, impaludisme et maladies des climats chauds. Eau de table.

Oriol. — Eau ferrugineuse froide.

EAUX MINÉRALES FERRUGINEUSES ARSENICALES.

La Bourboule. — Eau chaude, chlorurée iodique (3 à 4 gr.) et arsenicale (0,02 d'arséniate de soude). Scrofules, dartres rebelles et en particulier le psoriasis et les affections eczémateuses.

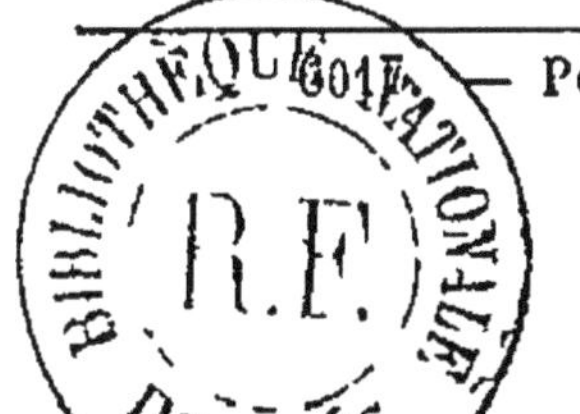

6017. — Poitiers, Imp. BLAIS, ROY et Cie.

www.ingramcontent.com/pod-product-compliance
Ingram Content Group UK Ltd.
Pitfield, Milton Keynes, MK11 3LW, UK
UKHW020453220726
13923UKWH00006B/2510

9 782019 296506